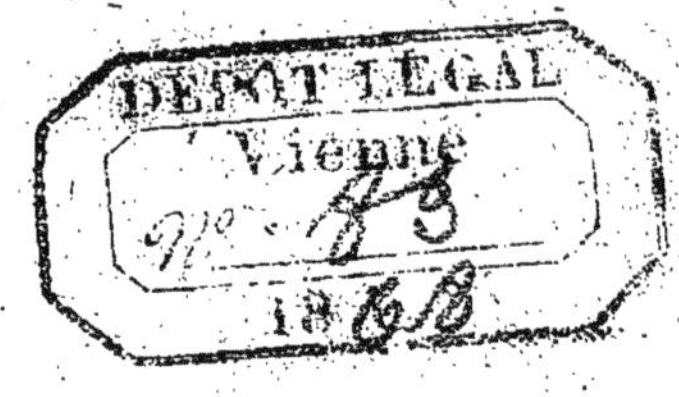

ESSAI

SUR

LES FAMILLES PATHOLOGIQUES.

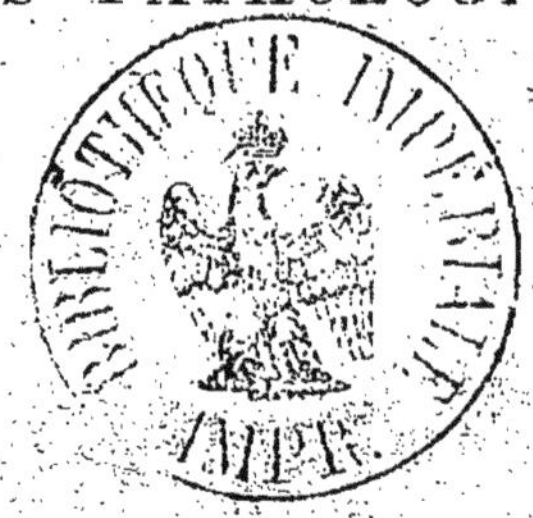

POITIERS. — TYPOGRAPHIE DE HENRI OUDIN.

ESSAI

SUR LES

FAMILLES PATHOLOGIQUES

PAR L. GAILLARD,

CHIRURGIEN DE L'HÔTEL-DIEU DE POITIERS,

MEMBRE CORRESPONDANT DE L'ACADÉMIE DE MÉDECINE.

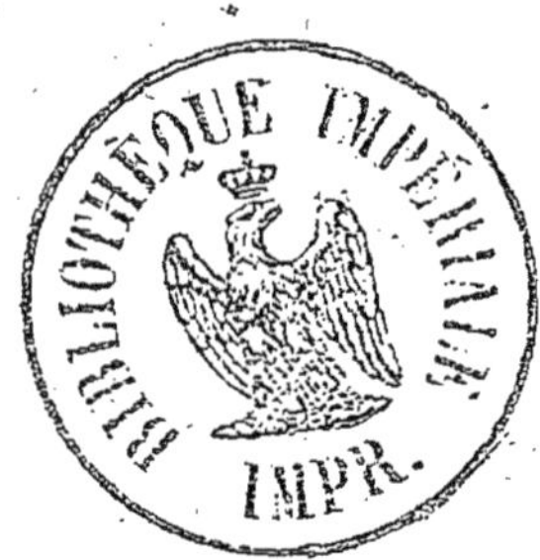

Il faut s'occuper de l'organisme malade
plus que de l'organe lésé.

(GUÉRIN, 23 février 1867.)

PARIS

J.-B. BAILLIÈRE ET FILS

LIBRAIRES DE L'ACADÉMIE IMPÉRIALE DE MÉDECINE

Rue Hautefeuille, 19

1868

(*Académie de Médecine,* 26 *mai* 1868.)

M. PIDOUX lit un rapport sur un mémoire intitulé : *Essai sur les familles pathologiques*, par M. le docteur GAILLARD, chirurgien en chef de l'Hôtel-Dieu de Poitiers, avec cette épigraphe : « Il faut s'occuper de l'organisme malade plus que de l'organe lésé. »

MESSIEURS,

J'ai été chargé par l'Académie de lui présenter un rapport sur le Mémoire dont vous venez d'entendre le titre et l'épigraphe.

L'auteur vous est bien connu : c'est un des praticiens les plus distingués et les plus répandus de la province, qui possède tant de médecins honorables et indépendants. Ceux qui, parmi eux, s'élèvent au-dessus de la multitude, font preuve d'une force d'esprit peu commune; et quand c'est un chirurgien habile qui vous adresse un travail *sur les familles pathologiques*, il faut l'examiner pour la rareté du fait et pour le bon exemple.

En dehors de Paris et des grandes villes, les chirurgiens sont forcément médecins. C'est une compensation sérieuse à ce qui pourrait leur manquer du côté de la grande habitude opératoire et de la pratique de certaines nouveautés chirurgicales que l'artiste des grandes villes est quelquefois trop porté à appliquer quand il les a inventées ou qu'il les manie habilement.

Les familles pathologiques sur lesquelles insiste le plus l'honorable chirurgien de l'Hôtel-Dieu de Poitiers ne sont pas prises dans les maladies aiguës. La chirurgie n'a, en effet, presque rien à démêler avec ces maladies. Si on me répliquait par l'érysipèle, par l'inflammation et la fièvre purulentes, je répondrais que ces accidents sont bien, en effet, des affections aiguës qui viennent trop souvent compliquer les traumatismes et surtout les opérations de la chirurgie, mais qu'ils ne sont pas des maladies chirurgicales, je veux dire de ces maladies qui, reconnaissant les mêmes causes que celles dont s'occupe la médecine proprement dite, n'en diffèrent que par leur siége tout externe, et réclament dès lors, quant à la lésion accomplie, une thérapeutique chirurgicale. Il s'agit donc des maladies chroniques ou constitutionnelles, et de ces affections qu'on nomme diathésiques, parce que, ayant pour siége les profondeurs de l'organisation, elles peuvent se manifester dans les organes les plus différents, et sous les formes les plus diverses, en conservant partout l'unité de leur nature, et, par conséquent, celle de leur pronostic et de leur traitement général.

Non-seulement ces maladies constitutionnelles président à la production d'un grand nombre de maladies chirurgicales, mais elles exercent une influence considérable et trop peu appréciée sur le sort des opérations qu'elles nécessitent. J'ai vu avec plaisir qu'un jeune professeur de pathologie chirurgicale de la Faculté, M. Verneuil, avait signalé, dans le Congrès international de médecine du mois d'août dernier, cette espèce d'influence parmi toutes celles qui peuvent compromettre le succès des opérations.

En énumérant les espèces aiguës, l'auteur a fait une

observation de premier ordre qui nous conduira naturellement aux espèces chroniques.

Il est d'usage, dans les nosologies, d'indiquer ce qu'on appelle le passage à l'état chronique comme un des modes de terminaison des maladies aiguës. Il y a là une locution vicieuse que j'ai signalée déjà bien des fois, et qui témoigne d'une idée fausse à l'endroit de la notion comparée des maladies aiguës et des maladies chroniques.

Une maladie aiguë pure et simple ne peut pas plus passer d'elle-même à l'état chronique, qu'elle ne peut être aiguë ou non constitutionnelle et chronique ou constitutionnelle tout à la fois. Il n'y a de passage possible d'une espèce aiguë à une espèce chronique que si la maladie aiguë excite chez le sujet une maladie chronique préexistante, soit qu'il en eût déjà été affecté, soit qu'elle fût restée latente jusque-là, et que la maladie aiguë n'ait joué vis-à-vis d'elle que le rôle de cause déterminante plus ou moins efficace. Ces deux cas se présentent tous les jours; et le second, celui où une maladie aiguë, rencontrant chez un individu une prédisposition marquée à une affection chronique ou constitutionnelle latente jusque-là, l'excite à paraître et se combine avec elle, constitue un des problèmes les plus difficiles de la pratique et une des sources les plus communes et les moins soupçonnées de nos erreurs de pronostic et de traitement. M. Gaillard a senti ce problème. C'est un grand mérite. Il a cherché à quels caractères on pouvait reconnaître ces associations, d'où résultent des maladies composées, qui ne sont ni des maladies aiguës franches, ni de simples maladies chroniques, mais ce que j'appelle depuis longtemps des maladies aiguës-chroniques et des maladies chroniques-aiguës.

A ses yeux, le caractère principal de ces espèces mixtes doit être tiré de la durée. *Six semaines* lui paraissent le terme après lequel, si la maladie aiguë se prolonge, on peut affirmer qu'on n'a plus affaire à elle, mais à la maladie chronique excitée par elle et entraînée à sa suite.

Je crois qu'on peut aller plus loin, et reconnaître l'immixtion d'une affection chronique dans une maladie aiguë, et, par conséquent, diagnostiquer les espèces aiguës-chroniques d'après d'autres données cliniques que la durée. Cela est d'autant plus utile que, si on attend pour faire ce diagnostic les six semaines exigées par M. Gaillard, de Poitiers, on s'expose à commettre, pendant ce laps de temps très-long, des erreurs de pronostic et de traitement souvent irréparables. Il serait donc important d'avoir des caractères qui permissent au praticien de reconnaître beaucoup plus tôt que telle ou telle maladie aiguë entraîne dans son mouvement une maladie chronique qui la modifie et qui en est modifiée.

Un de ces caractères est celui-ci : lorsque des éléments de maladie chronique ou constitutionnelle s'introduisent dans le processus d'une maladie aiguë, ils arrêtent et fixent ce processus de manière à empêcher son mouvement cyclique. Ses périodes ne changent plus. Dans les fièvres, par exemple, on ne peut plus compter sur les septénaires ; la maladie semble arrêtée dans sa période d'augment, et on attend vainement la période de décroissance. Cette phase stationnaire, qu'on appelait autrefois l'état de crudité, persiste indéfiniment ; elle ne décroît pas, et la période, désignée aussi par les anciens sous le nom de période de maturité ou de coction, n'arrive jamais. Dès que le praticien observe cette permanence de la période d'état, et ce retard dans la transition à la période de maturité et d'élimination des produits morbides, il doit se défier de l'intervention d'un principe de maladie chronique qui vient modifier et arrêter le cycle calculable de la maladie aiguë. Cette défiance doit s'accroître, s'il remarque en même temps que, malgré l'intensité de tous les symptômes, de la fièvre en particulier, la personnalité du sujet, laquelle se traduit surtout par l'activité des fonctions cérébro-spinales qu'on nomme fonctions de relation, est moins altérée, moins abattue, et reprend ses caractères naturels; s'il remarque aussi que la langue revient à son aspect normal, que l'appétit se prononce, et que le sujet perd de plus en plus le sentiment qu'il a la fièvre, malgré la persistance de l'intensité de celle-ci, qui peut rester au même degré pour le médecin, bien qu'elle ait disparu pour le malade.

Si des phénomènes nerveux, qui n'appartiennent pas en propre à la maladie aiguë, viennent s'ajouter à ces modifications étranges, le médecin peut être persuadé que la maladie qu'il a sous les yeux n'est pas simple, qu'elle est composée de deux espèces, l'une aiguë, l'autre chronique, fondues dans l'unité du sujet malade. Inutile d'insister sur l'importance capitale de ce diagnostic pour la prognose et la direction thérapeutique, importance d'autant plus considérable que ces sortes de cas sont très-communs.

Il en est d'autres qui le sont beaucoup aussi, et qui sont l'inverse de ceux que je viens de signaler. Il s'agit, non plus des maladies *aiguës-chroniques* dont il vient d'être question, mais des maladies *chroniques-aiguës*, dans lesquelles ce n'est plus une maladie réellement aiguë qui excite les manifestations d'une maladie chronique latente jusque-là, mais où l'on voit une maladie réellement et primitivement chronique débuter sous une forme aiguë. On n'a que l'embarras du choix pour citer des exemples de cette catégorie. Que de maladies essentiellement chroniques ou constitutionnelles, qui commencent brutalement sous des formes aiguës, les formes d'une fièvre grave, d'une pneumonie, d'une pleurésie, d'une péritonite aiguës, par exemple, etc.! Le rhumatisme qu'on appelle articulaire aigu ne cache-t-il pas une maladie essentiellement chronique? N'en est-il pas ainsi de certaines maladies cutanées pseudo-exanthématiques, maladies à répétition, maladies très-aiguës extérieurement, et pourtant tout à fait chroniques au fond? Ces affections spécieusement aiguës, traitées et pronostiquées comme telles, sont l'origine d'une multitude de contre-sens dans la prognose et le traitement des maladies.

L'honorable chirurgien de l'Hôtel-Dieu de Poitiers a senti et quelquefois très-bien indiqué d'autres grandes lignes en l'absence desquelles la clinique marche sans direction.

Indépendamment de ce qu'il a su tracer, pour les espèces aiguës et les espèces chroniques, des signalements très-naturels et tirés d'une connaissance pratique des choses, il a ramené les maladies chroniques à quelques types capitaux auxquels, en effet, les grands cliniciens de tous les temps, saisis bien plus par la nature et la véritable parenté des maladies que par leurs formes et leur siége si divers, ont toujours cherché à réduire les espèces chroniques. Il y a dans ces maladies, dit M. Gaillard, des *airs de famille* qui ne trompent pas le vieil observateur. C'est ainsi que le rhumatisme, la goutte, la scrofule, l'herpétisme et la vérole embrassent pour lui l'ensemble si infiniment multiplié des affections constitutionnelles et héréditaires qui forment la nosologie des maladies chroniques. Il n'a pas hésité à faire jouer à l'herpétisme son véritable rôle dans les viscéralgies et les névroses. Il l'a signalé surtout très-positivement dans les affections de l'utérus, etc.

Pour un certain nombre de maladies qui paraissent en dehors des grands groupes en lesquels il a divisé les maladies chroniques, M. Gaillard veut que les cadres restent ouverts avec des places vides, et qu'on s'efforce, dit-il, *de donner à ces bâtards une famille et une parenté.*

Je n'exposerai pas les classifications de M. Gaillard, de Poitiers. Qu'il m'ait suffi de montrer dans quel esprit elles sont conçues. — Les détails, continssent-ils quelques erreurs d'application, importent peu. D'ailleurs, l'honorable auteur se propose d'étudier et de soumettre à l'Académie, dans des mémoires ultérieurs, l'examen de chacune de ses principales familles pathologiques. On pourra voir alors de quelle manière, souvent très-originale, le médecin et le chirurgien se combinent et se fortifient chez M. Gaillard, de Poitiers.

L'Académie n'a pas oublié les communications médico-chirurgicales toujours marquées au coin d'une pratique sensée et judicieuse que lui a souvent faites l'habile et spirituel chirurgien de l'Hôtel-Dieu de Poitiers

J'ose émettre, en terminant, l'espérance et le vœu qu'elle s'en souviendra lorsqu'elle aura à nommer un membre correspondant national. C'est un titre que M. Gaillard ambitionne et dont il a déjà approché. Les travaux distingués par lesquels il se rappelle de temps en temps à la mémoire de l'Académie lui viendront sans doute en aide dans une prochaine occasion.

J'ai l'honneur de proposer à l'Académie d'adresser des remercîments à l'auteur pour son intéressant *Essai sur les familles pathologiques*, et de déposer honorablement cet Essai dans nos archives.

ESSAI

SUR LES

FAMILLES PATHOLOGIQUES.

Au début de la pratique, notre premier soin a été d'amasser des faits particuliers; mais bientôt cette multitude nous a écrasé, et la nécessité nous a conduit à grouper nos observations par leurs affinités naturelles. D'autres avaient eu la même pensée, et ces familles déjà indiquées existent dans la science; il ne reste qu'à les trier, à les circonscrire et à les définir.

En réalité nous ne connaissons pas grand'chose des causes et influences primitives ni de leur mode d'action, cela nous échappe; pour nous, le phénomène initial est une lésion de fonction ou une lésion d'organe; commençons donc ici.

Le mal débute : quelle sera sa marche, son mouvement de progression? ce mouvement est une suite de l'impulsion acquise. On ne peut ni distinguer, ni séparer la marche de la maladie elle-même. En établissant une première division des familles fondée sur la marche aiguë ou chronique de la maladie, nous sommes donc le plus possible rapproché de son origine.

Dans ces deux grandes divisions, maladies aiguës et maladies chroniques, nous avons maintenant à former nos familles en mettant ensemble celles qui nous présenteront de véritables affinités par leur pronostic, leur traitement; ce sera bien établir le diagnostic. Le diagnostic doit être, comme l'indique son nom, la distinction des unités pathologiques principalement fondées sur les éléments qui nous conduisent au *pronostic* et au *traitement*, deux choses sans lesquelles la médecine n'existerait pas, et la science ne serait qu'une curiosité d'histoire naturelle.

Les recherches anatomiques même perfectionnées par le microscope et la chimie ne valent qu'en nous conduisant à un pronostic plus exact, à un traitement meilleur. Dites : fièvre intermittente, mal vénérien, scrofule typhoïde; vous aurez donné un diagnostic très-suffisant de la maladie, tout le monde vous comprendra.

Racontez toutes les altérations d'organes qu'offre le sujet scrofuleux, cela vous dira peu de chose; néanmoins chaque fait porte son enseignement, tous les documents ont leur prix et se contrôlent réciproquement. Nous estimons tous les moyens d'exploration; la plus petite vérité est toujours une vérité; donnons seulement à chacune la valeur qui lui appartient.

PREMIÈRE SÉRIE

Maladies aiguës.

Elles ont pour caractère : marche par des périodes régulières prévues d'avance ; durée limitée. Elles ont une sorte d'existence, un milieu, un commencement, une fin. On peut dire leur *âge*. Chacune de leurs périodes a ses caractères propres qui la font reconnaître; elle est à son 10e, 15e, 30e jour. Ses lésions sont des ramollissements, sa marche est rapide, dérivative.

Les maladies aiguës glissent sur l'organisme sans le modifier à fond; après une pneumonie, une scarlatine, une typhoïde, le malade se trouve rhumatisé ou goutteux comme avant.

Les remèdes spéciaux ne sont pas absorbés et n'ont pas le temps d'agir; j'ai entendu faire cette remarque par le regrettable docteur Maquet, d'Angoulême.

A son début, telle maladie présente une marche aiguë, puis, à certain moment, elle cesse de suivre ses périodes régulières, elle stationne, oscille, elle devient chronique; c'est qu'une influence se joint à la première : le rhumatisme, l'herpétisme, une cause de nature chronique se surajoute à l'état primitif. C'est une complication ; une contusion ne provoque ni la scrofule, ni le cancer ; c'est une occasion où ces manifestations se produisent.

Les maladies chroniques marchent par périodes irrégulières, par séries de crises, d'oscillations imprévues ; *on ne peut dire leur âge*, on ne sait si le rhumatisme a dix jours ou dix mois.

Les lésions anatomiques sont des indurations ; le traitement a plus d'action, parce que les modificateurs ont le temps d'opérer ; du reste, les progrès de l'âge, un régime prolongé, modifient les affections chroniques.

Les *familles* de maladies sont toutes plus ou moins héréditaires. On hérite de la taille, des traits, de la longévité ; on hérite aussi des dispositions morbides, non pas certainement et fatalement comme d'un cheval ou d'une pièce de vingt francs, mais on transmet une *vulnérabilité* qui se montre à la moindre occasion favorable. On a d'héritage un estomac, des poumons, une vessie, disposés à devenir malades par une très-petite cause.

Disons encore qu'on reste longtemps sous cette

influence, qu'on doit soupçonner son intervention dans toute affection nouvelle, penser toujours à une manifestation de la même cause à l'occasion de quelques provocations.

La vie entière d'un malade est souvent occupée par des manifestations successives que l'on doit rapporter à une même *famille*, quelque soit leur siége, combattre par des moyens du même genre, et qui ont la même terminaison : ainsi l'herpétisme, le rhumatisme, la scrofule, la goutte. Et véritablement cet état organique spécial qui constitue une famille pathologique, se continue non pas nécessairement, mais très-fréquemment dans l'individu et dans sa race.

CLASSIFICATION

DES FAMILLES PATHOLOGIQUES.

Je réclame la plus grande indulgence pour cet essai de classification.

On peut énumérer les familles pathologiques ; les ranger dans un ordre méthodique est plus difficile : c'est pourtant ce que nous avons tenté. Nous désirons que la médecine ait, comme les autres sciences, ses *familles naturelles*.

J'ai trouvé dans la tradition les types principaux, je les ai recueillis. Pour les classer, je me suis inspiré des principes employés dans les sciences naturelles ; mais je n'ai pas emprunté mes caractères à l'anatomie (état statique) : couleur, volume, densité, forme. Cela a été tenté inutilement bien des fois. Ces phénomènes sont essentiellement variables. J'ai pris des caractères plus constants dans la physiologie (état dynamique) ; la maladie n'est après tout qu'une grande fonction pathologique.

PREMIÈRE DIVISION. — Les maladies sont aiguës ou chroniques.

Ce qui distingue les maladies aiguës, c'est que l'on peut dire leur *âge* et prévoir leur durée moyenne. Rien de semblable pour les maladies chroniques.

DEUXIÈME DIVISION. — D'autres caractères nous permettent d'établir deux divisions dans les maladies aiguës et trois divisions dans les maladies chroniques.

A *Cause*. Ce sont les causes efficientes.

B *Evolution*. C'est le mode de progression de la maladie.

C *Origine*. C'est un phénomène initial, constant, principal.

D *Terminaison*. C'est la solution, le dernier acte de la maladie ; il est favorable ou fâcheux : n'est-ce pas un point important?

E *Traitement*. Le but à poursuivre est un bon traitement. Bien rarement on le trouve unique et invariable.

Ces cinq divisions nous fournissent vingt-huit subdivisions qui seront les familles pathologiques fondées sur les différentes circonstances de la maladie.

La cause efficiente est physique ou chimique.

L'*évolution* peut avoir lieu de diverses façons :

1° Périodes séparées par des intervalles variables dans leur durée, mais toujours placées dans un ordre régulier;

2° Évolution du dedans en dehors des parenchymes vers la peau;

3° Évolution du dehors en dedans de la peau vers les parenchymes;

4° Évolution qui conduit à la mortification des tissus; les mots *origine*, *terminaison*, *traitement*, n'ont pas besoin de plus ample explication.

Toutes les maladies appelées aiguës ont ce caractère dès leur principe, mais par des influences nouvelles, celles, par exemple, qui produisent la scrofule, le rhumatisme, l'herpétisme, influences déjà existant dans l'économie à l'état de disposition : ce caractère se perd et le mal devient chronique. Combien de semaines dure l'état aigu? Pour faire ce calcul, nous avons pris pour exemple la durée d'une plaie simple, puis celle du catarrhe pulmonaire aigu, puis celle d'une fièvre éruptive, scarlatine, en y comprenant la desquamation, puis celle d'une fièvre typhoïde. La durée ordinaire est de six semaines: on peut donc établir qu'au bout de six semaines en moyenne la période aiguë est passée, et la maladie devient chronique.

La différence entre les causes et les origines paraît futile au premier abord, mais le mot cause efficiente nous dit un rapport particulier entre l'effet et la cause ; le mot origine nous indique seulement une coincidence. En définitive, la cause engendre une maladie de forme aiguë, et l'origine donne lieu à une maladie de forme chronique.

CLASSIFICATION MÉTHODIQUE

DES FAMILLES PATHOLOGIQUES.

Marche des maladies					
MARCHE DES MALADIES.	(Régulière.) **Maladies aiguës.**	CAUSE.		agents physiques.	1. Traumatismes.
				agents chimiques.	2. Empoisonnements.
				mélange de l'urine avec le sang.	3. Urémie.
				extravasation du sang.	4. Purpura.
				mélange de la bile avec le sang.	5. Ictère.
				mélange du pus avec le sang.	6. Pyohémie.
		ÉVOLUTION		par crises successives.	7. Mal vénérien.
				vers le tégument.	8. Fièvres éruptives.
				vers les parenchymes.	9. Fluxions.
				conduisant à la mortification des tissus.	10. Gangrène.
	(Irrégulière.) **Maladies chroniques.**	ORIGINE.		êtres vivants.	11. Parasites.
				action du froid humide.	12. Rhumatismes.
				excès de recette sur la dépense.	13. Goutte.
				effusion du sang.	14. Hémorrhagie.
				décoloration du sang.	15. Chlorose.
				développement excessif d'un tissu normal.	16. Hypergénèses.
				production d'un tissu nouveau.	17. Néogénèses.
				diminution ou arrêt de développement.	18. Atrophie.
				la vie fœtale.	19. Maladies congénitales.
		TERMINAISON.	ordinairement favorable.	sans manifestation à la peau.	20. Névropathies.
				avec manifestation à la peau.	21. Herpétisme.
			ordinairement fâcheuse.	suppression de la fonction urinaire.	22. Anurie.
				abondance des urines.	23. Polyurie.
				avec altération des urines par le sucre.	24. Glycosurie.
				avec altération des urines par l'albumine.	25. Albuminurie.
				avec altération du pigment.	26. Maladie d'Addison.
		TRAITEMENT.		toniques.	27. Scrofules.
				quina.	28. Miasmes paludéens.

GENRES PRINCIPAUX

APPARTENANT A CHAQUE FAMILLE.

Première Famille : *Traumatismes.*

Plaies, — fractures, — luxations, — brûlures, gelures, — plaies empoisonnées, — rage, — fistule, (plaie entretenue par une cause locale ou générale).

Parmi les traumatismes nous rangeons encore la parturition; tous les accidents qui en dérivent ont une tendance à la marche *aiguë*, s'il ne survient une cause d'affections chroniques, les causes ordinaires, du reste, herpétisme, rhumatisme, scrofule.

Deuxième Famille : *Empoisonnements.*

Empoisonnement par des matières minérales, végétales ou animales (scorbut).

Le scorbut n'est autre chose qu'une maladie produite par l'usage prolongé des salaisons, une sorte d'empoisonnement répété.

Troisième Famille : *Urémie.*

Mélange de l'urine avec le sang.

Après les empoisonnements, maladies occasionnées par l'*introduction* de certains corps étrangers, se rangent quelques maladies aiguës qui dépendent de l'action des fluides de l'économie mélangés aux autres éléments de l'organisme.

Quatrième Famille : *Purpura.*

Extravasation du sang.

Cinquième Famille : *Ictère.*

Mélange de la bile avec le sang.

Sixième Famille : *Pyohémie.*

Mélange du pus avec le sang.

Septième Famille : *Mal vénérien.*

1re, 2e, 3e périodes.

L'histoire de la syphilis doit beaucoup à M. le professeur Ricord.

Les périodes du mal vénérien se succèdent à des intervalles inégaux, mais assez réguliers; cependant, pour que l'ordre de succession soit bien marqué et que par l'aspect de la maladie on puisse dire *son âge*, en cela elle diffère des affections chroniques, on ne peut confondre la première période avec la seconde, ni la troisième avec les deux autres.

Dans la *Gazette médicale* j'ai soutenu l'*unité* de tous les phénomènes appartenant à cette famille; les différences sont dans l'âge, dans la graine plantée, dans le terrain qui la reçoit, dans le mode de culture (incidents après la plantation), jamais dans le fond et la nature de la maladie.

Huitième Famille : *Fièvres éruptives.*

Tégument externe, peau,—tégument interne,—membrane muqueuse.

Rougeole, scarlatine, variole, miliaire, érysipèle, furoncle, diphthéries, fièvre typhoïde. Si l'on y regardait de bien près, on trouverait peut-être que l'absence de récidive est un caractère des affections aiguës.

M. Cazenave a signalé cette circonstance.

Neuvième Famille : *Fluxions.*

Pneumonie, hépatite, néphrite, métrite.

Au début toutes les fluxions ont une marche aiguë. Pendant quelques jours on peut dire leur âge; si plus tard elles passent à l'état chronique, on peut en connaître la cause : il y a des symptômes indicateurs.

Le mot *fluxion*, ou plus savamment inflammation, indique un état pathologique caractérisé par son nom *fluxus*, que son siége soit les parenchymes, le tissu cellulaire ou les membranes.

DIXIÈME FAMILLE : *Gangrène.*

Asphyxie locale, gangrène accomplie, pourriture d'hôpital.

ONZIÈME FAMILLE : *Parasites.*

Végétaux, animaux.

Être annexé à un autre être, cette production comprend deux éléments, le parasite et le sol préparé pour le recevoir ; il y a aussi deux indications : détruire le parasite et modifier le terrain.

DOUZIÈME FAMILLE : *Rhumatismes.*

Des membranes du cœur,—de l'estomac, —des méninges,—des membranes de la moelle (tétanos), anévrisme spontané, analogue aux incrustations.

L'histoire du rhumatisme doit beaucoup à M. le professeur Bouillaud.

On a placé le tétanos parmi les névroses ; mais comment une maladie si souvent mortelle pourrait-elle se placer à côté de maladies caractérisées par leur *terminaison favorable* ? Réellement le tétanos a pour origine l'action de l'air froid et humide; il finit souvent par une transpiration abondante : c'est un rhumatisme des membranes de la moelle épinière, et les phénomènes nerveux qui l'accompagnent dépendent des fonctions particulières à l'organe spécialement atteint.

Même origine pour le glaucôme occasionné par l'action du froid humide et caractérisé par une rétraction lente de la coque fibreuse et de l'œil.

Treizième Famille : *Goutte.*

Excès de recette sur la dépense; le remède, augmentez votre dépense ou diminuez votre recette.

Quatorzième Famille : *Hémorrhagie.*

Effusion du sang.

Quinzième Famille : *Chlorose.*

On n'a pas encore le moyen de la bien distinguer de l'anémie.

On ne doit pas oublier qu'une famille peut être caractérisée par l'unité de pronostic et l'unité de traitement.

Seizième Famille : *Hypergénèses.*

Granulation, végétation, polypes, corps fibreux, kystes.

DIX-SEPTIÈME FAMILLE : *Néogénèses.*

Cancer et toutes ses variétés.

Son caractère *clinique* est celui-ci : envahir successivement toutes les parties voisines, détruire successivement toutes les parties envahies.

La règle est la destruction complète des parties malades.

DIX-HUITIÈME FAMILLE : *Atrophie.*

Diminution ou arrêt de développement.

DIX-NEUVIÈME FAMILLE : *Maladies congénitales.*

Tumeurs érectiles, vices de conformation.

VINGTIÈME FAMILLE : *Névropathies.*

Du sentiment, du mouvement.

Entre le rhumatisme, l'herpétisme et les névroses, il y a certainement beaucoup de liens de parenté.

Ces lésions alternent, se succèdent et se remplacent. L'érythème, les granulations et la leucorrhée deviennent des érosions et des ulcérations. Celles-ci se propagent de la surface aux parties plus profondes, et prennent le nom de *métrite chronique*, lésion qui a le rôle prédominant dans l'histoire des déplacements et déviations. Mais, quels que soient son siége et son étendue, l'eczéma *n'est-il pas toujours* un eczéma : *au col* de l'utérus, au col de la vessie ou aux paupières ?

Plus tard, à l'occasion d'une amélioration dans la marche de la maladie, à l'occasion de la ménopause très-souvent, cette lésion de l'épaisseur des tissus est remplacée par une lésion plus superficielle. Les mêmes périodes se produisent en sens inverse, mais la famille conserve sa loi, *sans gravité*.

Les traumatismes divers, accouchements, avortements, rapports trop fréquents, cautérisations surtout, disposent aux manifestations herpétiques; elles aggravent, elles conduiraient de l'érythème à la métrite, si dans ces diverses occasions, on ne prenait beaucoup de précautions, dont la principale est la position horizontale pendant quelques jours; mais l'origine, c'est bien la cause inconnue qu'on appelle influence herpétique.

Il n'est pas rare de voir des ulcérations survenir chez des vierges en dehors de toute influence traumatique.

Vingt-unième Famille : *Herpétisme*.

De la peau, de la membrane muqueuse,— eczémas, catarrhe chronique, gengivite chronique.

La fréquence des affections herpétiques est confirmée par l'efficacité des eaux minérales, du soufre et de l'arsenic, dans un si grand nombre de cas (*Tribune médicale*, n° 1).

Un médecin espagnol s'efforce de rattacher

toutes les expressions morbides au vice herpétique occupant tantôt la peau, tantôt les muqueuses. On sait quel rang occupe la psore dans la doctrine d'Hahnemann.

La distinction des familles indique une différence considérable dans le traitement : la bronchite chronique, affection herpétique, réclame le Mont-d'Or, la phthisie pulmonaire demande Bonnes et jamais le Mont-d'Or.

C'est encore à la famille herpétique qu'il faut rapporter la grande majorité des affections utérines. M. Scanzoni a bien fait de rapporter à une seule origine toutes les formes de métrite ; mais nous différons sur les points suivants : ces affections sont dès leur principe des affections de l'organisme tout entier, comme le prouvent les manifestations de nature analogue qui les accompagnent et apparaissent simultanément en divers points.

Vingt-deuxième Famille : *Anurie.*

Cette maladie m'a paru constamment et rapidement mortelle.

Les urines sont une sorte de lessive qui emporte tous les résidus du mouvement continuel de décomposition. Chaque altération de l'organisme *laisse* une trace dans les urines ; il ne faut donc pas s'étonner de l'importance qu'on a accordée dans tous les temps à l'inspection des urines.

VINGT-TROISIÈME FAMILLE : *Polyurie.*

VINGT-QUATRIÈME FAMILLE : *Glycosurie.*

VINGT-CINQUIÈME FAMILLE : *Albuminurie.*

VINGT-SIXIÈME FAMILLE : *Maladie d'Addison.*

VINGT-SEPTIÈME FAMILLE : *Scrofules.*

Scrofule des parties molles et des os.

C'est à tort que j'ai dit ailleurs que la coxalgie était souvent rhumatismale; il y a bien des formes diverses de scrofule, c'est une d'entre elles.

Voici un exemple de diagnostic : le genou scrofuleux présente un gonflement mou et blanc ; le malade conserve longtemps la faculté de marcher; il y a une différence notable dans les diamètres du membre malade.

Le genou rhumatismal présente peu de gonflement, peu de différence avec les diamètres comparés de l'autre membre, mais douleur et impotence.

VINGT-HUITIÈME FAMILLE : *Miasmes paludéens.*

Fièvres quotidiennes, tierces, quartes.

NOTES.

Hydropisies.

Les hydropisies sont des phénomènes variables dans leur origine, leur terminaison, les moyens de traitement; il faut les rapporter à leurs causes variées.

Stase hypostatique.

Toutes les fois qu'un organe enflammé se trouve dans une position déclive, les liquides s'y amassent, y stagnent et déterminent des sensations douloureuses que l'on peut attribuer à la pression exercée sur les parois des vaisseaux par la colonne de sang; ces sensations sont des engourdissements, des sensations de pesanteur, des paralysies, une suspension du travail normal de cicatrisation et guérison des plaies.

C'est un phénomène commun à toutes les parties enflammées qui se trouvent placées dans une position déclive; nous le retrouvons dans les maladies du testicule, de la prostate, surtout dans les affections de l'utérus; on soulage instantanément la douleur en changeant la position; on l'aggrave en revenant à la station debout.

C'est particulièrement à la suite des traumatismes et des inflammations qui s'étendent dans la profondeur des tissus que cette sensation se manifeste. Les affections chroniques et superficielles de la peau la déterminent bien moins.

Inflammation (*phlegmasie*).

Signifie un état caractérisé par la chaleur, rougeur, douleur et tumeur, quelle qu'en soit la cause; c'est un phénomène commun très-variable, sans signification particulière ; c'est un fait susceptible de produire beaucoup de conséquences.

La maladie est locale ou générale.

La maladie est locale, limitée à un point de l'organisme, ou générale, étendue à tout l'organisme. Les maladies locales sont vraiment l'exception. Ce sont quelques traumatismes très-simples, quelques empoisonnements légers, certains parasites qui se développent indépendamment de toute modification du sol qui les supporte, les affections congénitales : autrement, dès que survient la fièvre, la maladie est généralisée. Toutes les parties de l'organisme sont solidaires, comme celles du corps social. Où trouver, en effet, dans la clinique, des maladies bien localisées? Ce ne sont point les fièvres éruptives, ni le rhumatisme, ni les maladies de la bile et celles de l'urine, ni la scrofule et le cancer.

Clinique.

Le but du professeur de clinique, c'est de remonter au nom de famille par l'étude des caractères. De ce nom, il déduira certaines prévisions sur les suites et le traitement de la maladie; l'objet de nos études, ce ne sont point des corps morts, mais des corps se mouvant et vivants.

Fièvre.

La fièvre n'appartient spécialement à aucune famille; toute affection locale peut la provoquer; quand elle se généralise, quand le trouble, limité à une fonction, devient commun à toutes; c'est même ce mouvement d'expansion, de progression, de généralisation, qui constitue la fièvre. La fièvre, dit Hoffmann, est au premier chef une maladie générale, car elle entraîne un trouble grave dans les fonctions de tous les organes; mais les fonctions ne sont pas également troublées, quelques-unes plus particulièrement, comme la calorification, la circulation. Ce que l'on pourrait dire de plus sur les causes et la nature de la fièvre ne serait que de pures hypothèses, *meram hypothesim.*

Liste des Familles.

On peut remarquer que cette liste des familles n'est jamais définitive : s'il y a plusieurs lésions dans les néogénèses, si plusieurs maladies sont confondues sous le nom d'angine, de variole ou de choléra, si la chlorose et l'anémie diffèrent réellement, comme je le crois, si le lait peut, comme le pus ou la bile, se mélanger au sang, on trouvera le nom de *galacto-hémie*, les cadres s'ouvriront à volonté.

Ordre anatomique.

Le complément de ce travail serait l'histoire particulière de chaque famille pathologique contenant ses caractères généraux, ses formes diverses et son mode de traitement.

Si dans cet ordre méthodique on ne trouve pas une place convenable pour notre maladie, il faut la ranger dans l'ordre anatomique ; nous aurons alors l'encéphalite, ou péricardite, ou métrite.....

Cette dénomination ne signifie pas que ces affections soient limitées et localisées dans un seul organe, l'encéphale, le péricarde ou la matrice; cela veut dire seulement que tel organe est plus malade, que dans ce moment il fonctionne plus mal.

L'inégalité n'exclut pas la loi de solidarité, et chaque organe peut être comparé à un petit monde qui se meut dans un grand et en même temps que lui.

La division anatomique ne nous indique pas le pronostic et le traitement, mais elle concentre notre attention sur un groupe d'organes et de lésions.

Elle nous fait connaître le siége et l'étendue de ces lésions, leurs rapports organiques; ajoutez toutes les déductions qui peuvent s'y rattacher : souffrances locales, produits excrétés; elle peut devenir la base d'une bonne subdivision, car les caractères généraux des maladies sont certainement modifiés par la vie particulière de l'organe affecté. Le progrès sera de rechercher la famille naturelle à laquelle doit se rattacher notre lésion; on ferait une bonne action en donnant à ces bâtards une famille et une parenté.

Ami lecteur, faites-moi sans ménagement connaître vos critiques, je les accueillerai et vous en ferai honneur ; ce que je cherche avant tout, c'est la vérité.

POITIERS. — TYPOGRAPHIE DE HENRI OUDIN.

www.ingramcontent.com/pod-product-compliance
Ingram Content Group UK Ltd.
Pitfield, Milton Keynes, MK11 3LW, UK
UKHW012302240726
13966UKWH00004B/1578

9 782013 553315